Denise Maria Almeida Bandeira
Rosana Q. B. Vilela
Luiz S. de Almeida

Anemia Ferropriva na População Indígena Xucuru-Kariri

Denise Maria Almeida Bandeira
Rosana Q. B. Vilela
Luiz S. de Almeida

Anemia Ferropriva na População Indígena Xucuru-Kariri

Fazenda Canto - Palmeira dos Índios - Alagoas - Brasil

Novas Edições Acadêmicas

Impressum / Impressão
Bibliografische Information der Deutschen Nationalbibliothek: Die Deutsche Nationalbibliothek verzeichnet diese Publikation in der Deutschen Nationalbibliografie; detaillierte bibliografische Daten sind im Internet über http://dnb.d-nb.de abrufbar.

Informação biográfica publicada por Deutsche Nationalbibliothek: Nationalbibliothek numera essa publicação em Deutsche Nationalbibliografie; dados biográficos detalhados estão disponíveis na Internet: http://dnb.d-nb.de.

Coverbild / Imagem da capa: www.ingimage.com

Verlag / Editora:
Novas Edições Acadêmicas
ist ein Imprint der / é uma marca de
OmniScriptum GmbH & Co. KG
Heinrich-Böcking-Str. 6-8, 66121 Saarbrücken, Deutschland / Niemcy
Email / Correio eletrônico: info@nea-edicoes.com

Herstellung: siehe letzte Seite /
Publicado: veja a última página
ISBN: 978-3-8417-0191-6

Dedico esta tese a meu querido pai, Fernando Almeida, "in memoriam", em agradecimento...

A um grande MESTRE DA VIDA,

ao meu marido, Cleto Bandeira de Albuquerque, pelo companheirismo e incentivo nas horas difíceis, e aos meus filhos, Vítor Almeida Bandeira e José Lucas Almeida Bandeira, figuras centrais em minha vida. A eles, todo o meu amor.

AGRADECIMENTOS

Esta dissertação não é o resultado de um trabalho solitário. Na verdade, raros foram os momentos em que me senti realmente só, tal foi o apoio que recebi. Dela participaram, de uma forma ou de outra, instituições e pessoas, a quem sou sinceramente grato.

O programa de pós-graduação do Departamento de Toco-Ginecologia e Pediatria da Universidade Federal de Alagoas, através de seus funcionários e professores, deu-me o apoio intelectual e institucional necessário à realização deste trabalho.

A Profa. Dra. Rosana Quintella Brandão Vilela, o Prof. Dr. Luiz Sávio de Almeida, pessoas fundamentais à minha formação, têm toda a minha admiração e reconhecimento.

À Profa. Dra. Rosana Quintella Brandão Vilela, simplesmente não tenho como agradecer pela atenção recebida, pela dedicação, sensibilidade e cordialidade com que me orientou durante meu curso de mestrado. Para mim tem sido um grande privilégio poder contar com seu apoio.

À Profa. Dra. Maria de Lourdes Fonseca Vieira e Prof. Dr. Francisco José Passos Soares, pela participação e pelas valiosas críticas apresentadas na banca de qualificação do mestrado.

A Ana Lúcia Rego de Oliveira Barros, Cinthya Pereira Leite Costa de Araújo e Manoel Sobrinho, meus grandes companheiros de jornada, que foram fundamentais à realização desta dissertação, em suas diversas etapas. A eles externo meus sinceros agradecimentos.

José Cícero Rocha Cavalcante, pela colaboração e pela paciência no trabalho de digitar.

Adenize Ribeiro da Silva, esta grande secretária , pelos serviços prestados.

Ao Prof. Dr. Antonio Carlos Silva Costa, pelo "abstract" e críticas bem-humoradas e construtivas.

A Rosemeire Santos (Meire), pelo "apoio técnico" para com meus filhos nos meus momentos de ausência.

À grande MESTRA Prof. Maria da Conceição Moreira Melo, grande responsável pela minha imensa vontade de ir sempre em frente nessa jornada universitária.

Aos meus companheiros de mestrado, que tornaram estes últimos anos particularmente ricos e importantes para mim.

Ao grupo de Pesquisa Indígena, pela execução do trabalho.

Ao povo Xucuru-Kariri , por ter permitido que eu caminhasse por suas terras, que batesse em suas portas e os importunasse das mais diversas formas, minha sincera gratidão.

Digo: o real não está na saída
nem na chegada:
ele se dispõe para a gente é
no meio da travessia...

(Guimarães Rosa, ''Grande Sertão: Veredas'')

RESUMO

A população indígena está exposta a um ciclo de desvantagens cumulativas na mobilidade social, fato este que a coloca em posição de maior vulnerabilidade frente a uma série de agravos para sua saúde, entre eles a anemia ferropriva. A anemia ferropriva (AF) é um importante problema nutricional e de saúde pública em países em desenvolvimento, estando freqüentemente associada a condições socioeconômicas desfavoráveis, acarretando diferenças na sua distribuição por regiões brasileiras, com maiores índices nas áreas mais pobres do país. O presente estudo iniciou-se em janeiro de 2002 e terminou em setembro de 2003, tendo como objetivo determinar a prevalência de anemia ferropriva entre as crianças e adolescentes da tribo indígena Xucuru-Kariri, residentes na Fazenda Canto — Palmeira dos Índios, AL. Foram colhidas amostras sangüíneas para a realização de hemograma, em um contador automático(CellDym 3000), em 76 adolescentes e 97 crianças. Os grupos de estudo foram divididos por faixas etárias, ficando as crianças divididas em dois grupos: 1) 0 a 2 anos; 2) 3 a 9 anos; e os adolescentes em um único grupo: 10 a 19 anos. Todos os grupos foram divididos por sexo. Atendendo aos critérios para o diagnóstico de anemia ferropriva, os resultados revelaram uma prevalência elevada de anemia ferropriva nas crianças e adolescentes Xucuru-Kariri (32,4%), representando 81,2% de todas anemias diagnosticadas. A faixa etária mais acometida foi de 0 a 2 anos (66%), seguida pelo grupo de 3 a 9 anos (28,9%) e adolescentes (26,3%). Não houve diferença estatística entre os sexos . O grau de anemia variou de leve a moderado nesta população, tendo a faixa etária de 0 a 2 anos apresentado os níveis mais baixos de hemoglobina. Os valores baixos do VCM e HCM encontrados na população não anêmica sugere a presença de uma ferropenia latente nesta população. Estes resultados mostram-se semelhantes aos estudos realizados em populações indígenas e populações de baixa renda no âmbito nacional. As constatações assinaladas neste estudo apontam para uma situação altamente desvantajosa das crianças e adolescentes da tribo Xucuru-Kariri, residentes na Fazenda Canto — Palmeira dos Índios, AL, em termos de condições de vida, e que se reflete notoriamente nos níveis de hemoglobina dos menores de dois anos de idade.

SUMÁRIO

LISTA DE ABREVIATURAS

DMT 1 - Transportador de Metal Divalente-1

HFE - Proteína responsável pelo gen da Hemocromatose

TFR - Receptor de Transferrina

IREG 1 - Proteína transportadora de ferro

FUNAI - Fundação Nacional do Índio

EVS - Equipes Volantes de Saúde

DSEI - Distritos Sanitários Especiais Indígenas

FUNASA - Fundação Nacional de Saúde

SUS - Sistema Único de Saúde

APOINME - Articulação e Organização Indígena do Nordeste, Minas Gerais e Espírito Santo

HIV - Vírus da Imunodeficiência Humana

Hb - Hemoglobina

VCM - Volume Corpuscular Médio

HCM - Hemoglobina Corpuscular Média

HU - Hospital Universitário

ANOVA - Análise de Variância

CONEPE - Conselho Nacional de Pesquisa

ICH/GCP - Princípios Internacionais para a Pesquisa Clínica

1. INTRODUÇÃO

1.1. Anemia e sua Repercussão Social e Econômica

1.1.1- Uma Questão Nacional

Em 1914, Monteiro Lobato, fazendeiro de Taubaté, no interior de São Paulo, escreveu dois artigos para "O Estado de São Paulo", nos quais se queixava dos caboclos do interior, inadaptáveis à civilização. O artigo com maior repercussão foi justamente sobre o *Jeca Tatu*, figura por ele criada para descrever o caboclo a vegetar de cócoras, piolho-da-terra sem vocação para nada, a não ser para a preguiça. Mais tarde, o escritor admitiu ter sido injusto, passando a entender que o caipira não era um ser preguiçoso, mas afetado por doenças que grassavam pelo Brasil das primeiras décadas do século 20. No mesmo jornal, através de uma série de artigos transformados no livro "O Problema Vital", ele afirmou que o "Jeca não é assim, está assim": (...) a saúde pública brasileira vai mal e a apatia do caipira é decorrente de suas enfermidades, destacando-se a ancilostomose, a leishmaniose, a tuberculose e a subnutrição (LOBATO, 1957). Monteiro Lobato resgata a figura do caboclo e reafirma sua fé no brasileiro impedido de construir uma grande nação por uma elite predadora. Suas denúncias sobre o estado de saúde do povo provocaram grande repercussão na opinião pública e funcionaram como propagadores da campanha sanitarista liderada por Miguel Pereira, Belisário Pena e Artur Neiva, obrigando o governo a adotar providências contra estas críticas ao modo de governar brasileiro (SANTOS, 1985).

Entre as décadas de 20 e de 50 a anemia[*] começa a ser reconhecida como um problema da área de saúde pública (OMS, 1968). Estudos (OMS, 1968; LAYRISSE & TORRES, 1983) a relacionavam com o grau de infestação por ancilóstomo. Abre-se uma discussão central sobre a infestação por este parasita, prevalecendo até a década de 50 a idéia do grau de infestação pelo mesmo como causa da anemia. No entanto, surgiram dúvidas sobre a etiologia da mesma, a partir da verificação de casos de pessoas parasitadas sem anemia e de pessoas com anemia não parasitadas. Nessa época, acreditava-se também que a perda de ferro através da pele com o suor e descamação epitelial poderia ser de grande importância nos indivíduos que viviam em zonas tropicais, expostos, portanto, a copiosas sudoreses cotidianas.

---

[*] Segundo a OMS (1968), são considerados anêmicos homens adultos com Hb inferior a 13g/dl, mulheres adultas e crianças entre 6 e 14 anos com Hb inferior a 12g/dl, crianças entre 6 meses e 6 anos e gestantes com Hb inferior a 11g/dl.

Até esse momento, eram deficientes os conhecimentos sobre a relação entre a quantidade de ferro dos alimentos ingeridos e absorvidos (OMS, 1968; LAYRISSE & TORRES, 1983; SIGULEM et al., 1978).

Em 1958, a Organização Mundial de Saúde organizou um grupo de estudo para examinar os conhecimentos existentes sobre anemia ferropriva em virtude da necessidade de melhor esclarecimento sobre a etiopatogenia. Deste grupo saíram recomendações quanto à necessidade de aumentar o número de pesquisas nas áreas de absorção de ferro da dieta nos países tropicais; perdas de ferro cutâneas nas mesmas regiões; influência da ancilostomose na anemia e reserva de ferro nos tecidos. Especificaram-se valores de hemoglobina abaixo dos quais podia-se considerar a presença de anemia (OMS, 1971; JOHNS & LEWIS, 1989), sendo estes valores fundamentados em países desenvolvidos (WINTROBE, 1933; ZAGO, 2001).

1.1.2. Indicadores Sociais e Anemia no Brasil

O ferro é um dos elementos mais abundantes no planeta e chama atenção que a sua deficiência leve à anemia e constitua portanto um problema nutricional. Destacamos três explicações para este fato: a primeira é que a maior parte das formas habituais de ferro nos alimentos não é totalmente solúvel, sendo mal absorvida a nível intestinal (LAYRISSE & TORRES, 1983; MADS et al., 1998). A segunda é que a mudança sofrida pela dieta, não apenas nos últimos milênios, mas no último século, provocou uma redução da ingesta de energia para compensar a vida sedentária (GARCIA, 1997). A terceira está associada a condições socioeconômicas desfavoráveis (SCHIMITZ et al., 1998).

A anemia por deficiência de ferro é a doença nutricional mais presente no mundo, ocorrendo mesmo em países desenvolvidos, que apresentam fatores etiológicos diferentes dos países em desenvolvimento. A prevalência da anemia está estimada em 30% da população mundial (DEMAYER, 1989). Dados mais recentes apontam para o contigente de 2,2 bilhões de anêmicos no mundo; a maior parte destes anêmicos está nos países em desenvolvimento (WHO, 1991), sendo correlacionados às condições socioeconômicas desfavoráveis, acarretando diferenças na sua distribuição por regiões brasileiras, com maiores índices nas áreas mais pobres do país (SCHIMITZ et al., 1998). Para solucionar o problema é necessário que existam vontade política, verbas e infra-estrutura.

O estado nutricional e a prevalência de anemia nas crianças são considerados instrumentos importantes na aferição das condições de saúde e de vida de uma população.

Estimativa feita pela Organização Panamericana de Saúde em 1997 (MORA & MORA, 1997) apontou o Peru como o país com maior prevalência de anemia em toda América Latina e Caribe (57%), seguindo-se o Brasil, onde 35% das crianças de 1 a 4 anos foram consideradas anêmicas. Assim sendo, com base nesse estudo, seriam quase 5 milhões de crianças com anemia no Brasil, apenas nessa faixa etária ((MORA & MORA, 1997; VANUCCHI et al., 1992).

A anemia por carência de ferro durante os primeiros dois anos de vida está associada a atraso no desenvolvimento psicomotor e modificações no comportamento (LOZOFF, JIMINEZ, WOLF, 1991; POLLIT, SACO, VITEI, 1986; SESHADRI & GOPALDS, 1989; WALTER, ANDRACA, PERALES, 1989). Estes efeitos parecem persistir, após diversos meses de terapia com ferro e apesar de total correção da deficiência de ferro (WALTER et al., 1989; ANGELES et al., 1993). Ainda não há certeza quanto à reversibilidade ou em que grau são reversíveis, mesmo depois de um longo período de observação, pois estudos prospectivos a longo prazo mostram deficiências cognitivas persistentes aos 5 e 6 anos de idade nas crianças que haviam sido anêmicas durante a primeira infância (SESHADRI & GOPALDS, 1989; WALTER et al., 1989; ANGELES et al., 1993).

Os estudos sobre a ocorrência da anemia são poucos, e concentrados em grupos populacionais específicos. No contexto da Tabela 1, chama a atenção o fato de que a renda é menos eqüitativamente distribuída do que a anemia. Brasília, São Paulo, Santa Catarina, estados com maiores índices de desenvolvimento humano médio (IDH) — situando-se na faixa de alto desenvolvimento humano —, apresentam uma prevalência elevada de anemia nas suas crianças, mostrando mais uma vez que para solucionar o problema da anemia ferropriva é necessária uma política social conseqüente que privilegie os direitos das minorias excluídas.

Tabela 1 - Prevalência da anemia em vários locais do país
e seus respectivos IDH-médio

Autores	Local do Estudo	Grupos Etários	Prevalência da Anemia	IDH-M 2000
MELO et al 2000	Alagoas Litoral	6-24 meses	22%	0,633
	Sertão		78%	
SIGULEM et al 1978	São Paulo	0-6 meses	34,7%	0,814
	São Paulo	6-12 meses	53,7%	
ASSIS et al 1997	Bahia	12-23 meses	50%	0,693
	semi-árido	<12 meses	29,9%	
SCHIMITZ et al 1998	Brasília	<36 meses	28,7%	0,844
	Brasília			
NEUMAN et al 2000	Santa Catarina	< 3 anos	54%	0,806
	Criciúma			
SILVA et al 2002	Minas Gerais Viçosa	6-12 meses	60,8%	0,766
SANTOS et al 2002	Alagoas Maceió	6-10 anos	25,4%	0,633

1.1.3- Anemia e Sociedade

A anemia ferropriva é a forma mais comum de anemia no mundo atual. Sua ocorrência tem sido observada tanto em sociedades pobres quanto em ricas; entretanto, é importante ressaltar que o impacto de sua prevalência será diferenciado de acordo com o contexto socioeconômico de ocorrência e faixa etária acometida .

A ocorrência endêmica da enfermidade na infância decorre da combinação de vários fatores, tais como: doenças genéticas e infecções, deficiência de diversos nutrientes[**], necessidades excepcionalmente elevadas de ferro impostas pelo crescimento e dietas pobres

---

[**] Deficiências de ferro e ácido fólico levam ao aparecimento de anemia.

no mineral, sobretudo ferro de alta biodisponibilidade (AISEN et al.,1999; BOTHVEL & FINCH, 1962; LONNERDAL, 1984). Independentemente das causas que determinam o estado anêmico, associadas às condições culturais e sociais,este traz consigo graves prejuízos para a sociedade, como, por exemplo, a alteração do desenvolvimento cognitivo e motor da criança dificultando o aproveitamento escolar (SESHADRI & GOPALDS, 1989; WALTER et al., 1989), do que resulta a grande importância que se deve dar ao controle da anemia na infância.

Sendo a anemia ferropriva uma expressão biológica do ser humano como resposta à sua interação com o meio ambiente , ela é mais encontrada nas camadas populacionais expostas a sérias condições de pobreza e exclusão social. Assim, a anemia ferropriva é considerada um importante marcador social para as populações de baixa renda. Neste sentido, a importância da prevalência da anemia ferropriva nas populações indígenas representa uma grande preocupação para os setores de saúde do país como documento de diagnóstico e denúncia.

Até este momento estivemos preocupados em mostrar estudos sobre a anemia e suas repercussões socioeconômicas. No entanto, para instrumentalizar estes estudos é necessário abordar o metabolismo do ferro como base para compreensão da fisiopatologia da anemia ferropriva.

1.2. Metabolismo do Ferro

Os estudos que estabeleceram a quantidade de ferro do organismo foram realizados em países desenvolvidos (62). A quantidade total média de ferro existente no organismo é de aproximadamente 40 a 50 mg/kg no homem e 34 a 40 mg/kg na mulher, em conseqüência de suas perdas menstruais. A criança recém-nascida contém níveis relativamente elevados de ferro, cerca de 70 mg/kg de peso, devido ao desdobramento da hemoglobina, que diminui seus níveis, sendo o ferro reutilizado para as necessidades diárias e síntese de nova hemoglobina (BRUNKEN & SZARFARC, 1999).

Normalmente, 60% a 70% do ferro total do corpo estão presentes na hemoglobina. Mioglobina, citocromos e outras enzimas correspondem a 10%, e os restantes 20 a 30% são estocados sob a forma de ferritina ou hemossiderina (PONKA, BEUMONT, RICHARDSON, 1998) Fig. 1.

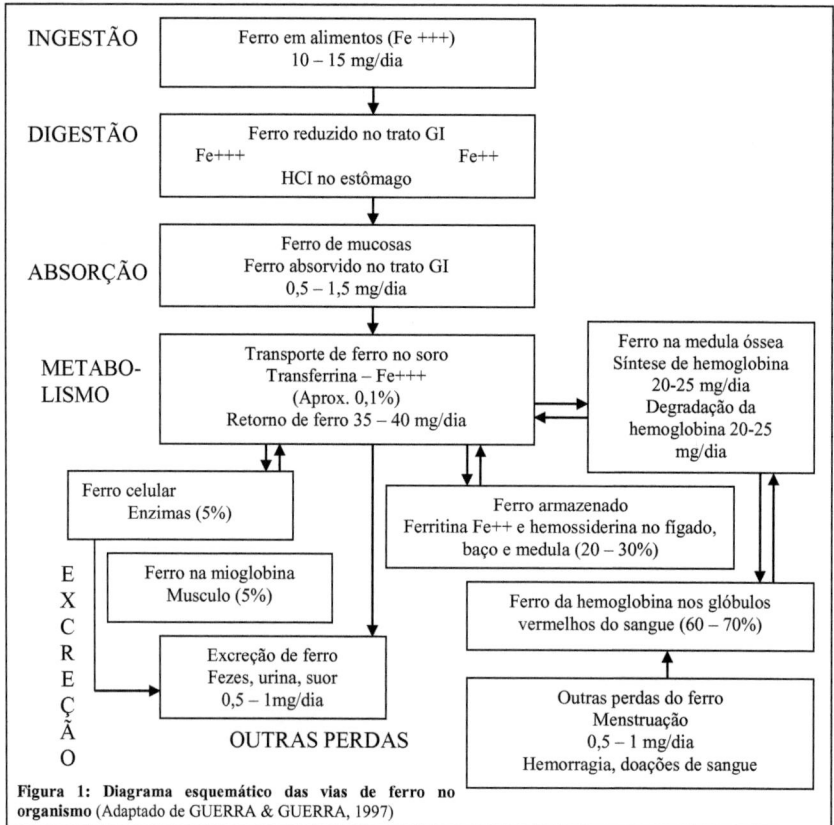

Figura 1: Diagrama esquemático das vias de ferro no organismo (Adaptado de GUERRA & GUERRA, 1997)

Existem vários métodos que determinam as necessidades de ferro no organismo, a maioria situando-as entre 0,7-1,0 mg/kg/ dia . Na idade de 3 a 4 anos, a taxa de crescimento diminui, sendo requisitados 10mg/dia. Os requisitos de ferro são semelhantes para meninos e meninas até a adolescência, quando as meninas passam a ter requisitos mais elevados em decorrência da menstruação (BRUNKEN & SZARFARC, 1999; LONNERDAL, 1989).

As necessidades diárias de ferro em função da idade e sexo estão relacionadas na Tabela 2 (2). A regulação da absorção de ferro pelo epitélio intestinal é fundamental para a manutenção dos estoques de ferro, pois a sua excreção não é fisiologicamente regulada.

Tabela 2 - Necessidades Mínimas Diárias de Ferro em Função da Idade e Sexo

Período da vida	Quantidade necessária diariamente para a síntese de hemoglobina (mg)	Mínimo a ser ingerido diariamente (mg)
Lactentes	1	10
Crianças	0,5	5
Mulheres de 12 a 15 anos	2,5	25
Mulheres jovens não-grávidas	2	20
Mulheres grávidas	3	30
Homens e mulheres após menopausa	1	10

FONTE: Adaptada de CALADO et al, 2001.

O ferro é absorvido pela borda em escova das células epiteliais das vilos intestinais, principalmente do duodeno e do jejuno proximal. Pode ser absorvido na forma heme, como também na forma $Fe3^{++}$ e $Fe2^{+}$ (Fig. 2), entretanto o ferro ferroso é absorvido mais eficientemente. O suco gástrico estabiliza o ferro férrico da dieta, pois em pH gástrico inferior a 3, o $Fe3^{+}$ é estável e se liga à mucina (REIDEL et al, 1995). Na borda em escova, uma redutase férrica transmembrana converte o ferro férrico em ferro ferroso (REIDEL et al., 1995). Para sair do lúmen intestinal e atingir o plasma, o ferro precisa atravessar duas membranas da célula epitelial: a membrana apical e a membrana basocelular (Fig. 2).

Fig. 2 - Transporte de ferro pelo enterócito

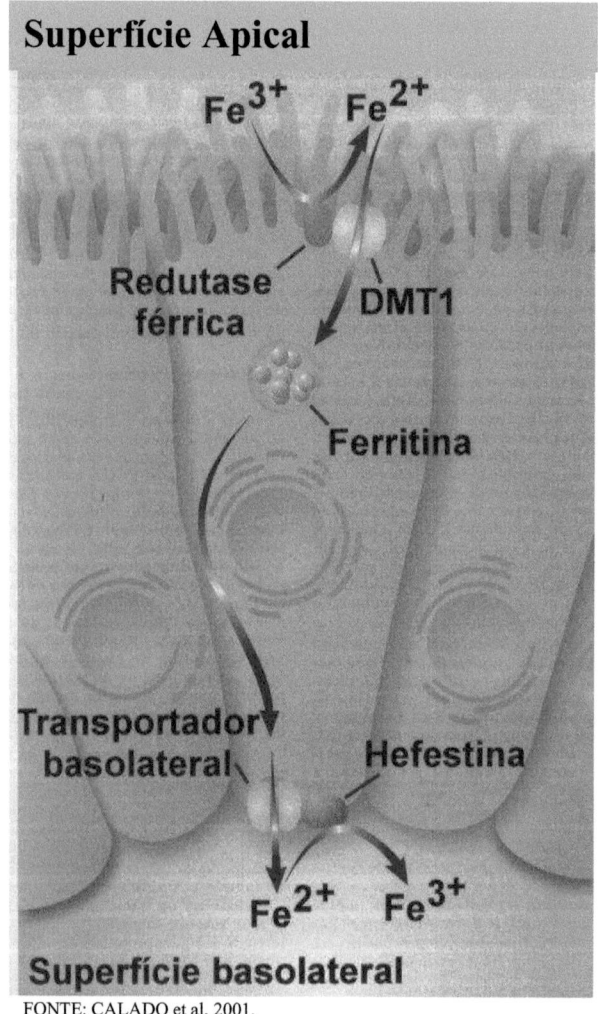

FONTE: CALADO et al, 2001.

Fig. 2 – O ferro necessita atravessar duas membranas celulares para sair do lúmen intestinal e alcançar o plasma: a membrana apical e a membrana basolateral. O transportador de ferro na membrana apical é o DMT1 e age em conjunto com a redutase férrica. O transportador de ferro na membrana basolateral parece ser a Ireg1, proteína que age acoplada à hefestina, uma proteína transmembrana semelhante à ceruloplasmina.

O transportador DMT1 (DIVALENT METAL TRANSPORTER 1), que atua acoplado à redutase férrica, permite a passagem da molécula de ferro para o citoplasma do enterócito (REIDEL et al. ,1995; CALADO, ALBERTO, FALCÃO, 2001; ANDREW, 1999). Uma vez no citoplasma do enterócito, o ferro tem dois possíveis caminhos a seguir: ser armazenado como ferritina ou atravessar a membrana basolateral para chegar até o plasma (CALADO et al.; ANDREW, 1999). Nas células das criptas, a proteína HFE, o receptor de transferrina (TFR) e a β2microglobulina formam um heterodímero que controla a quantidade de DMTl, determinando quanto ferro necessita ser absorvido (PASSOS, 2003; WAHEED et al., 1999). Ainda é incerto como a HFE regula esta absorção (LÉBRON et al., 1998). Num contexto a absorção do ferro é modulada de acordo com a dieta. Quando a dieta for rica em ferro e, conseqüentemente, a quantidade de ferritina no interior do enterócito estiver elevada, o complexo HFE-TFR-β2microglobulina inibe a capacidade absortiva do ferro do enterócito. Este fenômeno é conhecido como bloqueio mucoso. Nem todo ferro captado pelo enterócito é realmente transportado ao plasma; ele pode ficar sob a forma de ferritina e acompanhar o ciclo de vida celular, sendo perdido com a descamação do epitélio. Entretanto, ele pode prosseguir no citoplasma e atravessar a barreira basolateral. O transportador neste ponto parece ser a proteína Ireg 1, que se acopla à hefestina, uma proteína transmembrana semelhante à ceruloplasmina (Fig.2)(VULPE et al., 1999).

Resumindo, a absorção do ferro é assim regulada em 3 pontos:

1º– Bloqueio de mucosa (modulada a absorção pela quantidade de ferro ingerida);

2º– Mecanismo regulador do estoque de ferro (FINCH,1994): estados de sobrecarga de ferro levam a menor absorção, enquanto estados de ferropenia promovem maior absorção;

3º– Regulador hematopoiético — modula a absorção de acordo com a necessidade da hemopoiese.

A absorção de ferro pode ser aumentada na presença de substâncias redutoras como a hidroquinona, ácido ascórbico, sorbitol, cisteína, lactato, piruvato e frutose, enquanto a presença de fitatos, oxalatos e fosfatos retardam a absorção de ferro (LAYRISSE & TORRES, 1983; TAYLOR et al., 1986; LEE, 1999).

Transferrinas e Lactoferrinas são glicoproteínas especializadas no transporte de ferro no plasma e no leite materno, respectivamente. Cada uma das moléculas tem dois sítios de ligação para o Fe3+ e bicarbonato (MORGAN, 1976).

A capacidade de ligação da transferrina ao ferro é de aproximadamente 1/3. A apotransferrina (transferrina desprovida de ferro) é sintetizada por hepatócitos, monócitos e macrófagos do sistema fagocítico mononuclear (HAUEANI, MEYER, OBRIAN, 1973; THOR et al., 1973). Em indivíduos normais, todo ferro plasmático é transportado ligado à transferrina e 80% dele é levado para a medula óssea (ANDREW,1999). O restante é armazenado no fígado, assim como pode ser transportado para o músculo e outros tecidos.

Uma vez na superfície do eritroblasto, a transferrina se liga ao seu receptor (TfR) (AISEN et al., 1999), formando um complexo que é endocitado e se liga a endossomos, quando há acidificação do meio (pH 5) e liberação do ferro da transferrina (OCTANE et al., 1982). O ferro liberado é então transportado para as mitocôndrias para ser acoplado à protoporfirina pela ação da heme sintétase e, conseqüentemente, formação do heme, ao ser incorporado à ferritina nos siderossomos (Fig. 3).

Fig. 3 - O Ciclo da Transferrina

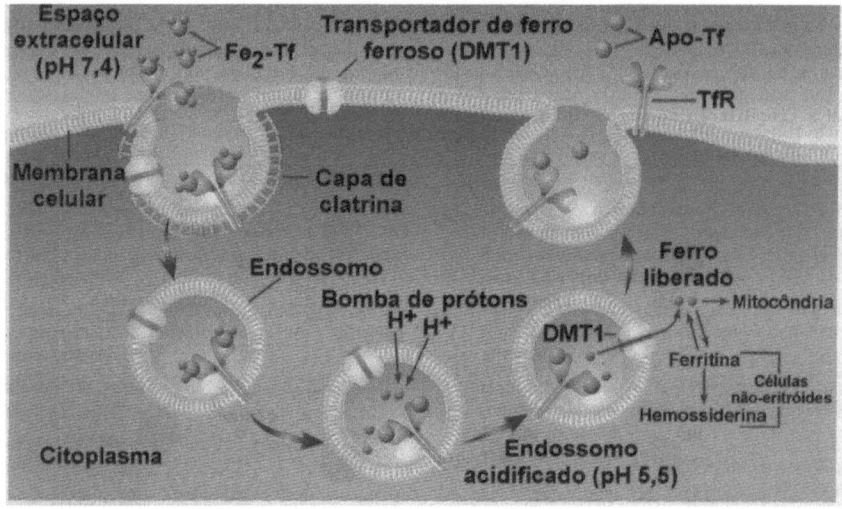

FONTE: CALADO et al, 2001.

Não existe mecanismo fisiológico regulador de excreção do ferro (BOTHWEL, FINCH, 1962; ANDREW, 1999; FAIRBANKS & BEUTLLER, 2001). Aproximadamente 1mg de ferro é perdido diariamente, o que é rapidamente refeito pela dieta em condição normal. A maior parte desta perda de ferro ocorre por via fecal (células descamantes do epitélio do trato gastrintestinal). A descamação da pele, a respiração e a descamação do epitélio urinário são outras formas de perdas de ferro, em menor quantidade. Em mulheres, a lactação e a menstruação são outras formas fisiológicas de perdas de ferro (FAIRBANKS & BEUTLLER, 2001) (Fig. 1).

1.3. Anemias e Índios

1.3.1- Os Serviços de Saúde Indígena

A área da saúde indígena está atravessando uma fase especial no Brasil. O momento caracteriza-se por alterações, que englobam desde aceleradas transformações em perfis epidemiológicos até a reestruturação do sistema de assistência à saúde indígenas. As doenças infecciosas ocupam um lugar diferenciado na história dos povos indígenas, sendo desnecessário repetir a magnitude da desestruturação demográfica e sociocultural a elas associada, tornando-os elementos cruciais no processo de subjugação frente ao expansionismo ocidental (SANTOS & ESCOBAR, 2001).

Ainda que as doenças infecciosas continuem a ocupar um papel proeminente no perfil epidemiológico indígena no Brasil, há evidências de que a expressão das morbidades crônicas não trasmissíveis, como obesidade, hipertensão e diabetes mellitus, está se ampliando (SANTOS & ESCOBAR, 2001). A sobreposição de perfis epidemiológicas também se verifica na população brasileira em geral, mas é possível que seja maior entre os povos indígenas devido às mudanças introduzidas no seu modo de vida, na alimentação e no contato com o homem branco. As conseqüências dessa sobreposição em indivíduos, comunidades e serviços de saúde serão amplas, ainda que seja difícil caracterizá-las no contexto atual da saúde indígena no Brasil (SANTOS & ESCOBAR, 2001).

A Fundação Nacional do Índio (FUNAI) surgiu em 1967, como órgão do Ministério da Justiça e criou as Equipes Volantes de Saúde(EVS), que realizavam atendimentos esporádicos às comunidades indígenas, prestando assistência médica, aplicando vacinas e supervisionando o trabalho do pessoal de saúde local (FUNASA, 2000).

O acesso dessa população aos serviços e a implantações de ações de saúde com resultados efetivos era dificultado pela pouca cobertura dos serviços disponíveis, agravada pela insuficiência de recursos, especialmente na FUNAI, órgão do Ministério da Justiça que não dispunha destes para assistência à saúde, além de ignorar as diferentes inserções históricas e geográficas na sociedade nacional, línguas e modos próprios de perceber e agir no mundo, com base na multiplicidade de fatores envolvidos no processo de adoecer e buscar tratamento das pessoas indígenas (FUNASA, 2000).

Em 1999, teve início o processo de formulação de uma política nacional de saúde para os povos indígenas que revertesse o quadro de desassistência, e contou com diversas discussões regionais e nacionais, resultando em um plano de organização de 34 Distritos Sanitários Especiais Indígenas para atendimento de toda a população. DSEI ficou caracterizado como uma unidade organizacional de responsabilidade da Fundação Nacional de Saúde, estabelecida a partir de uma população e território definidos por critérios socioculturais, geográficos, epidemiológicos e de acesso aos serviços. Conta com uma rede de serviços próprios nas terras indígenas, capacitada para as ações de atenção básica à saúde e articulada com a rede regional para procedimentos de média e alta complexidade. A participação indígena é teoricamente garantida nos Conselhos Distritais de Saúde de composição paritária entre usuários indígenas (50%), prestadores de serviços e profissionais de saúde que deliberam sobre a elaboração do plano de saúde do distrito, avaliação das ações e apreciação de contas dos prestadores de serviços. Este processo culminou com uma importante alteração no sistema público de saúde indígena, com a transferência da responsabilidade pelo setor da FUNAI (Fundação Nacional do Índio), do Ministério da Justiça para a FUNASA (Fundação Nacional de Saúde), órgão do Ministério da Saúde. Esta proposta está regulada pelos seguintes documentos: 1. Decreto nº 3.156, de 27 de agosto de 1999, que dispõe sobre as condições de assistência à saúde dos povos indígenas; 2. Medida Provisória nº 1.911-8, que trata da organização da Presidência da República e dos Ministérios, onde está incluída a transferência de recursos e outros bens destinados às atividades de assistência à saúde da FUNAI para a FUNASA; 3. Lei nº 9.836/99, de 23 de setembro de 1999, que estabelece o Subsistema de Atenção à Saúde Indígena no âmbito do SUS.(FUNASA,2000; GARNELO & SAMPAIO, 2003).

A FUNASA e a FUNAI dividem responsabilidades direta ou indiretamente de atenção à saúde indígena: a FUNASA, pela obrigação em prestar serviços e a FUNAI, pela interferência na produção. Ambas já tinham estabelecido parcerias com municípios, organizações indígenas e não-governamentais, universidades, instituições de pesquisa e missões religiosas. Os convênios celebrados, no entanto, tinham pouca prática de objetivos e metas a serem alcançadas e de indicadores de impacto sobre a saúde da população.

A definição e organização dos DSEI deveriam ser fruto de discussões e debates com a participação de lideranças e organizações indígenas, do órgão indigenista oficial, de antropólogos, universidades e instituições governamentais e não-governamentais que prestam serviços às comunidades indígenas , além de secretarias municipais e estaduais de Saúde (FUNASA, 2000; GARNELO & SAMPAIO, 2003).

Nos DSEI idealizados, cada Distrito organizaria uma rede de serviços de atenção básica à saúde dentro das áreas indígenas, integrada e hierarquizada com complexidade crescente e articulada com a rede do Sistema Único de Saúde (FUNASA, 2000).

As equipes de saúde dos Distritos devem ser compostas por médicos, enfermeiros, odontólogos, auxiliares de enfermagem e agentes indígenas de saúde, contando com a participação sistemática de antropólogos, educadores, engenheiros sanitaristas e outros especialistas e técnicos considerados necessários (FUNASA,2000).

Nas aldeias, a atenção básica será realizada por intermédio dos Agentes Indígenas de Saúde, nos postos de saúde e pelas equipes multidisciplinares periodicamente, conforme planejamento de suas ações (FUNASA, 2000).

Na organização dos serviços de saúde, as comunidades terão uma outra instância de atendimento que serão os Pólos Base. Estes se constituem na primeira referência para os agentes indígenas de saúde que atuam nas aldeias. Podem estar localizados numa comunidade indígena e num município de referência. Neste último caso, correspondem a uma unidade básica de saúde já existente na rede de serviços daquele município. A maioria dos agravos à saúde deverão ser resolvidos nesse nível. Quando não for possível, deverão ser referenciados para a rede do SUS, onde serão oferecidos serviços de apoio prestados pelas Casas de Saúde Indígena, que deverão estar em condições de receber, alojar e alimentar pacientes e acompanhantes, prestar assistência 24 horas por dia, marcar consultas, realização de exames complementares ou internação hospitalar, providenciar o acompanhamento dos pacientes nessas ocasiões e o seu retorno às comunidades de origem, acompanhados das informações sobre o caso, além de promover atividades de educação em saúde, produção artesanal, lazer e demais atividades para os acompanhantes e mesmo para os pacientes em condições para o exercício dessas atividade (FUNASA, 2000).

Os DSEI de Alagoas e Sergipe têm sua sede em Maceió-AL e distribuição segundo a figura 4.

25

Fig. 4 – Distrito Sanitário Especial Indígena de Alagoas e Sergipe – Sede: Maceió-AL

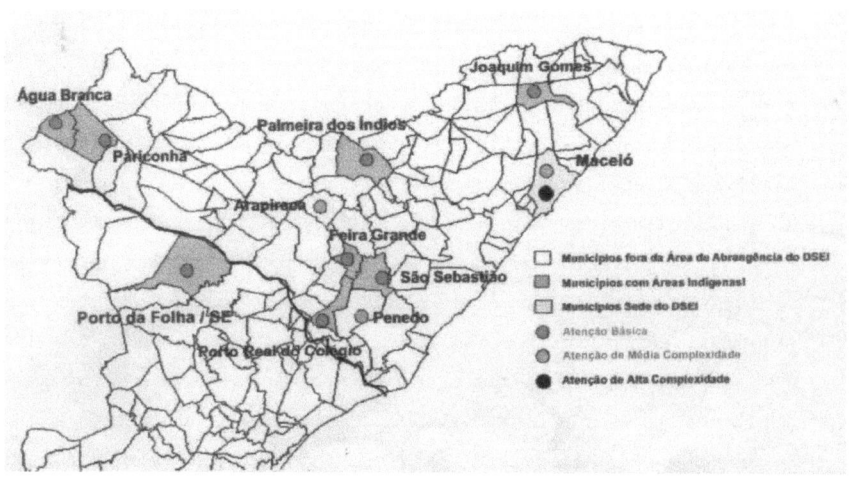

A FUNASA e a FUNAI executam suas ações de forma fragmentada e conflituosa. A divergência existente entre FUNAI e FUNASA é percebida pela população indígena, assim como a falta de credibilidade nessas instituições governamentais, como mostra o depoimento de Agamenon, índio Jeripanko, presidente da APOINME:

> "... e a FUNAI quer mostrar também que não está bom , que estava melhor com ela, e que não fez mais porque não tinha recursos financeiros. Fica o tempo todo nesse vai e vem. Fica nessa briga de ministério e de organizações governamentais e a realidade é que cada vez mais a gente vai se afundando..."
> "A política de saúde não está de fato respondendo aos anseios dos povos indígenas, apesar de tantos recursos investidos, são muitos recursos..."
> " o governo Fernando Henrique e o governo atual , o governo Lula, é pra questão indígena a atuação é a mesma coisa ,ainda não demonstrou que quer discutir com o povo indígena uma alternativa pra sair do prejuízo ...pra nós ter uma saúde boa , e uma nutrição razoável , nós temos nosso território, e os territórios indígenas alagoanos ainda não estão 100% demarcados..."
> "prefiro está num atraso mais cultural e não em um atraso imposto."

Em relação aos DSEI, a insatisfação é sentida através da percepção de um índio Jeripanko:

"...a grande divergência com o governo é a não autonomia dos DSEI .Não tem autonomia administrativa e nem financeira e aí a política fica comprometida, vem os interesses dos prefeitos, governador, vereador, instituições governamentais ..."

Aconteceram mudanças politicamente controversas no sistema de saúde voltado para os povos indígenas com a criação dos Distritos Sanitários Especiais Indígenas (DSEI). Há necessidade de avaliação profunda e conseqüente, colocando a fala do índio nesse processo. Um dos grandes desafios na implementação desse modelo é estruturá-lo envolvendo usuários e agências, sem perder de vista a sociodiversidade indígena e a incorporação da etnomedicina. Tal coadunação deve ser o denominador comum do modelo, sendo uma das facetas de mais difícil implementação, inclusive por envolver o jogo do poder.

1.3.2- Questão da Saúde Indígena

Nem todos os dados são fidedignos sobre a situação de saúde da população indígena. São dados parciais, gerados pela FUNAI, pela FUNASA e diversas organizações não governamentais ou ainda por missões religiosas que, através de projetos especiais, têm prestado serviços de atenção à saúde desses povos. Embora precários, os dados disponíveis indicam, em diversas situações, taxas de morbidade e mortalidade três a quatro vezes maiores que aquelas encontradas na população brasileira em geral. O alto número de óbitos sem registro ou indexados sem causas definidas confirma a pouca cobertura e a baixa capacidade de resolução dos serviços disponíveis (FUNASA, 2000).

Em relação à morbidade, verifica-se uma alta incidência de infecções respiratórias e gastrointestinais agudas, malária, tuberculose, doenças sexualmente transmissíveis, desnutrição e doenças evitáveis por vacinas, evidenciando um quadro sanitário caracterizado pela alta ocorrência de agravos que poderiam ser reduzidos com o estabelecimento de ações sistemáticas e continuadas de atenção básica à saúde (FUNASA, 1998; BARUZZI, 2001; ECHEVARRIA & LEON, 2003).

As causas de óbitos mais freqüentes são as doenças transmissíveis, especialmente as doenças respiratórias e as parasitoses intestinais, a malária e a desnutrição. As causas externas, especialmente a violência e o suicídio, constituem a terceira causa de mortalidade conhecida entre a população indígena do Brasil (FUNASA, 1998).

A infecção pelo HIV/Aids também é um agravo que tem ameaçado um grande número de comunidades. O curto período de tempo transcorrido entre o diagnóstico e o óbito dos pacientes, e a falta de informações entre os índios sobre os modos de transmissão do vírus e prevenção da doença, bem como as limitações de ordem lingüística e cultural para a comunicação com eles, constituem desafios a serem enfrentados e expressam sua situação altamente vulnerável frente à tendência de interiorização da epidemia no país (FUNASA, 1998).

Em algumas regiões onde a população indígena tem um relacionamento mais estreito com a população regional, nota-se o aparecimento de novos problemas de saúde relacionados às mudanças introduzidas no seu modo de vida e, especialmente, na alimentação: a hipertensão arterial, o diabetes, o câncer, o alcoolismo, a depressão e o suicídio são problemas cada vez mais freqüentes em diversas comunidades (FUNASA, 1998).

A preocupação com a questão de saúde indígena em nossa região nordestina é sentida através da publicação de vários livros, como: Índios do Nordeste: temas e problemas 1, 2 e 3 (VILELA & SILVA, 2000; ALMEIDA, 1999, 2002), onde podemos encontrar o trabalho acerca da saúde indígena alagoana, mostrando o alto índice de exposição ao vírus da hepatite B na comunidade KARAPOTÓ e a ausência de exposição ao vírus C nessa mesma comunidade (VILELA & SILVA, 2000); trabalhos em andamento sobre a população XUCURU-KARIRI, nos quais estamos inseridas, mostram uma taxa de 83,3% de parasitose intestinal (SANTOS, LEITE, VILELA, 2003).

São bastante limitados os conhecimentos da epidemiologia da anemia na população brasileira. Embora a maior parte dos estudos refira-se a grupos populacionais específicos, os resultados têm revelado prevalência elevada da anemia em nossa população (SIGULEM et al., 1978; OMS, 1971; SCHIMITZ et al., 1998; NEUMAN, 2000; SANTOS, 2002; SILVA, 2002; MELO et al., 2000).

Infelizmente, são ainda menores os inquéritos que avaliaram a ocorrência de anemia em populações indígenas. A maior parte deles, contudo, revelou prevalências ainda maiores que para a população brasileira em geral, mesmo que as diferenças metodológicas por vezes limitem a comparabilidade dos resultados (BARUZZI, 2001; LEITE, 1998; JUNIOR & SANTOS, 1991). Entre os estudos mais recentes, registrou-se uma prevalência de 56,1% de anemia na forma leve e moderada em menores de 14 anos, nos índios Panará (Kreen–Akarôre – Sul do Pará (BARUZZI, 2001). Entre os Xavantes de São José, terra indígena de Sangradouro – Volta Grande, Mato Grosso, a prevalência da anemia chegou a 56,2% na amostra como um todo, e entre os Xavantes de Pimentel Barbosa foi de 25,2% (LEITE, 1998). Entre os Suruí–Rondônia foi encontrada uma prevalência de anemia de 71,2% em menores de 5 anos de idade (JUNIOR & SANTOS, 1991). Mesmo que transbordem evidências quanto às condições de marginalização socioeconômica, com amplos impactos sobre o perfil saúde /doença, muito pouco se conhece sobre a saúde dos povos indígenas no Brasil, ainda mais se considerarmos a enorme diversidade sociocultural e de experiências históricas de interação com a sociedade nacional.

Tabela 3 - Prevalência de anemia entre população indígena brasileira

TRIBO	LOCAL	PREVALÊNCIA
PANARÁ-KREEN-AKARÔRE (BARUZZI, 2001)	SUL DO PARÁ	56,1%
XAVANTES (LEITE, 1998)	VOLTA GRANDE — MATO GROSSO	56,2%
XAVANTES (LEITE, 1998)	PIMENTEL BARBOSA — MATO GROSSO	25,2%
SURUÍ (JUNIOR & SANTOS, 1991)	RONDÔNIA	71,2%

Em Alagoas, vivem cerca de 6.800 índios, distribuídos em sete grupos indígenas (SANTOS et al., 2003). Nenhum relato sobre anemia nessa população.

O presente estudo, que tem como objetivo geral determinar a prevalência de anemia ferropriva na população de crianças e adolescentes da tribo Xucuru-Kariri, se impõe diante da péssima condição socioeconômica vivenciada pela população indígena do nosso estado, a alta prevalência de anemia ferropriva prevista nessas condições e seus transtornos no desenvolvimento, bem como a carência de estudo sobre este tema. Faz-se necessário conhecer melhor as características do perfil epidemiológico, a fim de combater eficazmente e prevenir os agravos à saúde que acometem essas populações.

1.4. Os Xucuru-Kariri

Os índios Xucuru-Kariri (Fig. 5) que habitam a Fazenda Canto, terra indígena demarcada, localizada no município de Palmeira dos Índios, estado de Alagoas, têm um universo populacional de 558 índios, com pequena predominância do sexo masculino (53,0%). A idade média é de 25(±19) anos, com uma mediana de 19 anos. A maioria dos habitantes é composta pela categoria solteiro(59,0%). O nível de instrução formal é baixo, sendo a maioria analfabeta (37,8%) ou com o ensino fundamental incompleto (42,6%). Apesar da escola do aldeamento e da proximidade do núcleo urbano principal do município de Palmeira dos Índios, apenas 1,0% dos habitantes tem ensino médio completo. É bastante difícil investigar a questão do trabalho numa sociedade como a instalada na Fazenda Canto, onde praticamente todos de alguma forma trabalham, salvo em tenra idade. Há praticamente uma divisão eqüitativa entre os que trabalham (48,0%) e os que não trabalham. A avaliação da renda da população mostra que os 25,0% mais pobres têm limite superior de renda em R$60,00, enquanto os 25,0% com maior renda formam-se a partir de R$180,00. O valor mediano da renda é de R$150,00. O saneamento básico é inexistente na aldeia. A análise das condições socioeconômicas e demográficas dessas famílias configura um contexto de vulnerabilidade social (ALMEIDA, 2003).

Figura 5 - Índios Xucuru-Kariri, Fazenda Canto, Palmeira dos Índios, AL. Em apresentação de dança típica (Toré)

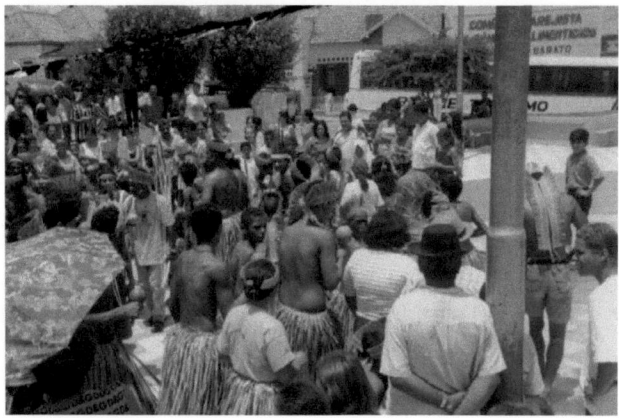

2. OBJETIVOS

2.1 Geral:

Determinar a prevalência de anemia ferropriva entre as crianças e adolescentes da tribo indígena Xucuru-Kariri, residente na Fazenda Canto — Palmeira dos Índios (AL).

2.2 Específicos:

1. Avaliar a prevalência de anemia ferropriva entre as crianças e adolescentes da tribo indígena.

2. Comparar o comportamento das prevalências de anemia ferropriva entre os sexos e as faixas etárias pesquisadas.

3. Classificar a intensidade da anemia ferropriva segundo sexo e faixa etária.

4. Comparar o comportamento dos índices hematimétricos entre os portadores de anemia ferropriva e os não-anêmicos.

3. METODOLOGIA

3.1 - A Inserção do Projeto numa Pesquisa Multidisciplinar

Esta pesquisa encontra-se inserida no "PROJETO SAÚDE E POVOS INDÍGENAS DE ALAGOAS: O COTIDIANO DE CRIANÇAS E ADOLESCENTES ÍNDIOS XUCURU-KARIRI", registrado na Pró-reitoria de Extensão (PROEX) da Universidade Federal de Alagoas, envolvendo os profissionais das áreas de Medicina, História, Nutrição, Odontologia, Ciências Sociais e Biológicas. Estes profissionais compõem os Grupos de Pesquisa: 1) Estudos Médicos sobre População Marginal de Baixa Renda do Estado de Alagoas; 2) Índios de Alagoas: Cotidiano e Etnohistória. Na primeira etapa do projeto foi realizado um levantamento da situação socioeconômica, condições de vida e saúde, dados de produção, consumo e comercialização agropecuária das famílias, através de entrevistas realizadas com todas as famílias (122) da Fazenda Canto, totalizando 558 índios. Com base neste levantamento, foi construído um cadastro básico dos mordores de cada residência, do qual foi gerada a casuística trabalhada neste estudo.

3.2. Local do Estudo

A população indígena dos XUCURU-KARIRI mora em três localidades distintas no município de Palmeira dos Índios, no estado de Alagoas. Escolhemos a Fazenda Canto pelo apoio da liderança, tamanho e nucleação familiar.

3.3. Período do Estudo

O trabalho de campo começou em janeiro de 2002 e terminou em setembro de 2003.

3.4. Definições Conceituais

Este tópico atende a uma necessidade de definição clara e precisa dos conceitos utilizados na pesquisa.

Criancas e Adolescentes: segundo a OM são considerados crianças os indivíduos com idade < 10 anos e adolescentes com idade >= 10 anos e < 20 anos.

Adultos: indivíduos com idade >= 20 anos.

Anemia: entendem-se como anemia os índices de hemoglobina abaixo (ZAGO, 2001):

-6 meses a 6 anos:Hb<11g/dl

-7 anos a 14 anos :Hb<12g/dl

>14 anos: homem – Hb<13g/dl

  mulher - Hb<12g/dl

Microcitose e hipocromia:(MOREIRA,2002)

Entende-se como microcitose um valor menor que 81 fl para o volume médio corpuscular (VCM).

A hipocromia foi identificada através de dosagem da hemoglobina corpuscular média (HCM) menor que 26 pg.

Anemia ferropriva

Foram considerados portadores de anemia ferropriva índios com anemia (hemoglobina baixa) para a idade, mais microcitose e hipocromia; e/ou com anemia e elevação da hemoglobina de 1g/dl no espaço de um mês após uso de sulfato ferroso por 4 semanas (BRUNKEN & SZARFARC, 1999; CARNEIRO, 1997).

Grau de anemia

Consideramos como anemia leve valores de hemoglobina entre 10,1g/dl e 10,9g/dl; anemia moderada, hemoglobina entre 8,4g/dl e 10,0g/dl; e anemia grave, hemoglobina menor que 8,4 g/dl (WALTER, 1996).

Tratamento:

O tratamento da anemia foi realizado com 45 mg de ferro elementar diário para o grupo de crianças e 60 mg de ferro elementar diário para o grupo de adolescentes (MELO et al., 2000).

3.5. Desenho do Estudo

Trata-se de um estudo híbrido, transversal, prospectivo e descritivo, na população de crianças e adolescentes da tribo indígena Xucuru-Kariri.

Inicialmente foram realizadas 2 visitas de conscientização da comunidade indígena sobre a importância do estudo, quando se deu a assinatura do termo de consentimento pelo conselho da tribo (anexo 1). Posteriormente, foi realizado o convite de participação na pesquisa a todas as crianças e adolescentes Xucuru-Kariri, gerando a necessidade de 8 visitas para a coleta de sangue.

Com a finalidade de garantir a validade da pesquisa, a amostra probabilística foi baseada em um erro de 5% e confiança de 95%.

Todo o grupo de pesquisadores passou por um aperfeiçoamento teórico sobre a história indígena, mediante leitura e discussão, assim como treinamento prático antes de ir ao trabalho de campo.

3.6. Forma de Composição da Amostra

PLANO DE AMOSTRAGEM

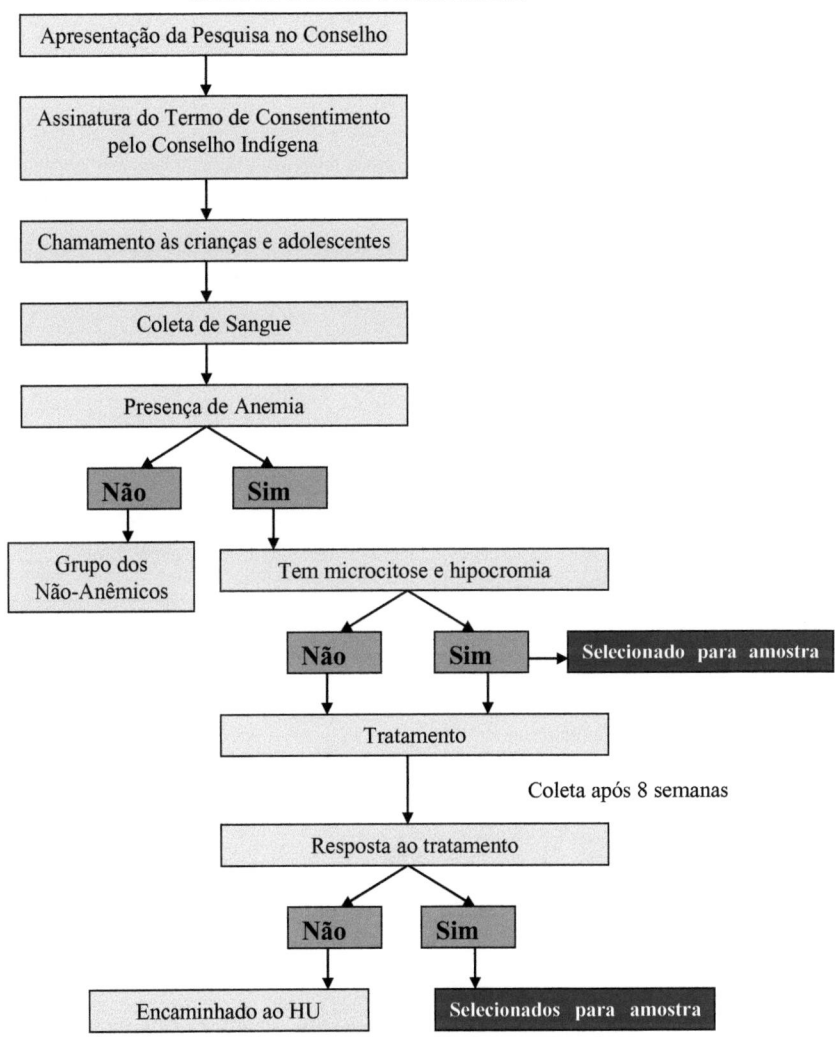

3.7. Casuística

3.7.1- Os sujeitos da pesquisa

São 122 famílias com um total de 558 índios; destes, 142 são crianças e 130 são adolescentes.

A pesquisa da prevalência de anemia ferropriva foi realizada em 76 (58,5%) dos 142 adolescentes e em 97(68,3%) das 130 crianças da comunidade indígena Xucuru-Kariri residentes na Fazenda Canto — Palmeira dos Índios, AL. Tabela 4 e Figura 6.

A maioria (63,6%) da população indígena estudada concordou com a coleta de sangue.

A não adesão ao estudo de algumas crianças e adolescentes se deveu possivelmente, à necessidade de deslocamento da população para assegurar a posse de terra localizada a alguns quilômetros da Fazenda Canto, fato ocorrido durante a coleta .

Tabela 4 - Distribuição da amostra da população de crianças e adolescentes Xucuru-Kariri, Fazenda Canto, Palmeira dos Índios, AL.

POPULAÇÃO	Número total	Número de coletas	%
Adolescente	130	76	58.5%
Criança	142	97	68.3%

Fig. 6 - Crianças e Adolescentes da Tribo Indígena Xucuru-Kariri, Fazenda Canto, Palmeira dos Índios, AL

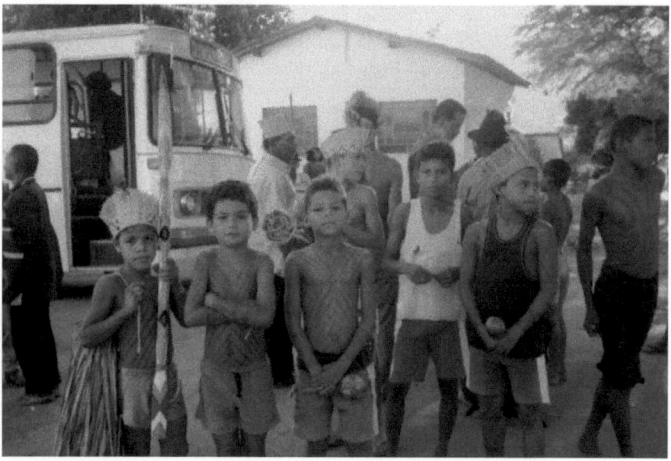

3.7.2- Os critérios de inclusão e exclusão:

3.7.2.1. Critérios de inclusão:

1- Ser adolescente ou criança;
2- Apresentar anemia ferropriva.

3.7.2.2. Critérios de exclusão:

Crianças e adolescentes portadores de anemia não ferropriva;

Crianças e adolescentes em uso de sulfato ferroso;

Crianças e adolescentes que não aceitaram o convite para participar da pesquisa;

Adolescentes gestantes.

3.8. Métodos

3.8.1- Coleta das variáveis demográficas e clínicas

As variáveis sexo, idade, gestações e uso de sulfato ferroso foram investigadas por ocasião da triagem através de questionário (anexo 2).

3.8.2- As variáveis hematológicas

As variáveis hematológicas Hb, VHC e HCM foram avaliadas através do hemograma.

Os espécimes sangüíneos (5ml) foram coletados e colocados em um tubo com anticoagulante EDTA. Este foi processado no período máximo de 4 horas para evitar a degeneração celular que prejudica a amostra, em um contador automático CellDym 3000, cujas características principais são : 1) Capacidade para análise de 70 a 100 amostras/hora; 2) Aspiração automática da amostra em um tubo aberto ou fechado por perfuração da tampa, evitando o manuseio desnecessário dos espécimes sangüíneos pelos operadores do instrumento; 3) Utilização de pequena quantidade de sangue (30,50 a 350 μl), dependendo do sistema a ser utilizado; 4) Emprego da tecnologia de dispersão de luz para fornecer estes parâmetros, úteis na interpretação e diagnóstico laboratorial de diversos tipos de anemias (MOREIRA, 2002).

Fig. 7 - Crianças e Adolescentes da Tribo Indígena Xucuru-Kariri, Fazenda Canto,
Palmeira dos Índios, AL, no Momento da Coleta Sangüínea

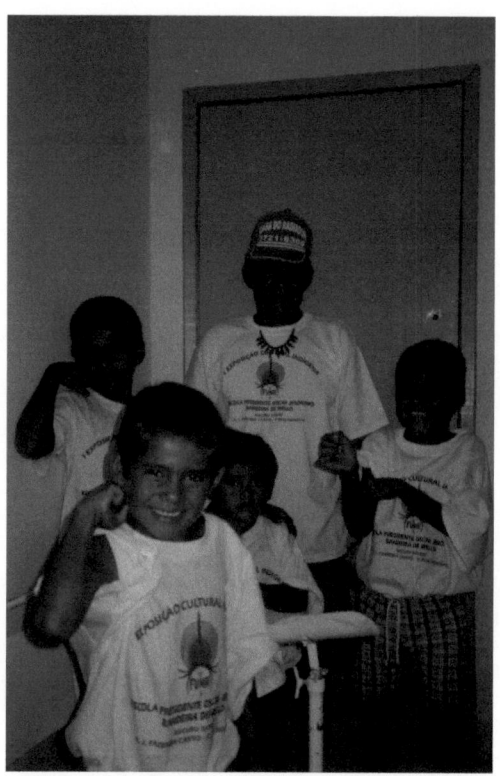

3.8.3- Grupos do estudo

Os grupos do estudo foram divididos, para facilitar a análise, por faixa etária, ficando as crianças divididas em dois subgrupos: 1) 0 a 2 anos; 2) 3 a 9 anos; e os adolescentes em um único grupo de 10 a 19 anos.

Todos os grupos foram divididos por sexo.

3.8.4- Grupos de Tratamento

As crianças e adolescentes com anemia foram submetidos ao tratamento com sulfato ferroso na dose de 45mg de ferro elementar por dia para o grupo de crianças e 60 mg de ferro elementar por dia para o grupo de adolescentes durante 8 semanas (MELO et al., 2000).

Todas as crianças e adolescentes receberam tratamento anti-helmíntico com mebendazol ou albendazol, já que as parasitoses intestinais são uma das causas de anemia ferropriva, principalmente em populações carentes (GUERRA & GUERRA, 1997; LEITE et al., 2002).

3.8.5- Acompanhamento

Após 8 semanas de tratamento com o sulfato ferroso, novas amostras de sangue para hemogramas foram colhidas para avaliação da resposta terapêutica.

Aqueles que não apresentaram resposta terapêutica foram encaminhados ao Serviço de Hematologia do Hospital Universitário da Universidade Federal de Alagoas, para definição diagnóstica e tratamentos adequados.

3.8.6- Análise estatística

O tratamento estatístico dos dados foi realizado através do *software* EpiInfo 3.1 (Windows). Levando-se em consideração a natureza das variáveis estudadas, para a análise dos resultados foram utilizados os seguintes testes estatísticos: Qui-quadrado, Análise de variância (ANOVA) ou Kruskal-Wallis, quando a amostra não era homogênea. O nível de significância estatística adotado no trabalho foi de um $p < 0,05$.

3.8.7- Considerações éticas

O projeto foi submetido à avaliação do Comitê de Ética da Universidade Federal de Alagoas, tendo sido aprovado pelo CONEP sob o registro n° 3137.

Antes de iniciarmos o nosso estudo, o objetivo do trabalho e os procedimentos a serem adotados foram explicados, enfatizando o caráter voluntário da participação e a liberdade de o indivíduo deixar de participar a qualquer momento que desejasse.

O Conselho Indígena assinou o Termo de Consentimento Livre e Esclarecido (TCLE) concordando com a participação das crianças e adolescentes Xucuru–Kariri da Fazenda Canto - Palmeira dos Índios - AL neste estudo.

A equipe médica encaminhou os resultados da pesquisa para a comunidade.

Todas as condutas realizadas pela equipe de pesquisa e colaboradores foram subordinadas às determinações da ICH/GCP, declaração de Helsinki/1996 e resoluções 196/1996 e 251/1997 do Ministério da Saúde. Objetivou-se, com isso, a proteção dos participantes, preservando os seus direitos, segurança, bem-estar, integridade e confiabilidade.

4. RESULTADOS E DISCUSSÃO

4.1. Prevalência da Anemia entre crianças e adolescentes da tribo Xucuru-Kariri

As prevalências de anemia registrada na população de crianças e adolescentes Xucuru-Kariri, segundo sexo e faixa etária, estão apresentadas na Tabela 5. Na população estudada como um todo (crianças e adolescentes Xucuru-Kariri — sexos combinados) a prevalência é de 39,9%. Entre as mulheres, observa-se uma prevalência de 43% de anêmicas, enquanto para o sexo masculino esta prevalência é de 37,2%.

Tabela 5 - Freqüência absoluta e relativa da prevalência de anemia na amostra, segundo sexo e faixa etária. Tribo Indígena Xucuru-Kariri, Fazenda Canto, Palmeira dos Índios, AL, 2003.

Faixa Etária (anos)	Sexo		Sexos Combinados
	Masculino	Feminino	
0 — 2	11/14 78,6%	3/7 42,9%	14/21 66,7%
3 — 9	14/43 32,6%	13/33 39,4%	27/76 35,2%
10 — 19	10/37 27,0%	18/39 46,2%	28/76 36,8%
Total	35/94 37,2%	34/79 43,0%	69/173 39,9%

4.2. A Prevalência da Anemia Ferropriva entre Crianças e Adolescentes da Tribo Xucuru-Kariri

A anemia ferropriva representa 81,2% de toda anemia diagnosticada na população de crianças e adolescentes da tribo Xucuru-Kariri.

Na Tabela 6, encontram-se registradas as prevalências de anemia ferropriva, segundo sexo e faixa etária da população de crianças e adolescentes Xucuru-Kariri. Esta prevalência é de 32,4% na amostra como um todo(sexos combinados). Entre as mulheres, observou-se uma prevalência de 32,9% e entre os homens, de 31,9%.

Tabela 6 - Freqüência absoluta e relativa da prevalência de anemia ferropriva na amostra, segundo sexo e faixa etária. Tribo Indígena Xucuru-Kariri - Fazenda Canto - Palmeira dos Índios, AL, 2003.

Faixa Etária (anos)	Sexo		Sexos Combinados
	Masculino	Feminino	
0 — 2	11/14 78,6%	3/7 42,9%	14/21 66,7%
3 — 9	14/43 25,6	13/33 33,3%	27/76 28,9%
10 — 19	8/37 21,6%	12/39 30,8%	20/76 26,3%
Total	30/94 31,9%	26/79 32,9%	56/173 32,4%

Estes resultados revelam uma prevalência elevada de anemia em ambos os sexos, atingindo crianças e adolescentes. A situação dos Xucuru-Kariri é, portanto, semelhante àquela registrada por inquéritos realizados em outras populações indígenas (BARUZZIE et al., 2001; LEITE, 1998, 2002; JUNIOR, 1991; GUGELMI, 1995; TAREN et al., 1992; CARDOSO et al. ,1994). Embora não exista diferença estatisticamente significante em relação ao sexo ($\chi^2 = 0,02$ e p= 0,889), as mulheres portadoras de anemia ferropriva são proporcionalmente mais atingidas que os homens. Na infância, na faixa etária de 3 a 9 anos; e na adolescência, a prevalência de anemia ferropriva foi maior no sexo feminino (33,3% e 30,8%, respectivamente), enquanto no sexo masculino, nestas faixas etárias, foi de 25,6% e 21,6%. No trabalho de iniciação científica intitulado: "O cotidiano dos índios Xucuru-Kariri: Estudo dos determinantes de anemia ferropriva" (SANTOS et al., 2003; ALMEIDA, 2003), encontramos: 1- alta prevalência de parasitoses entre as crianças (83,3%); 2- um número médio de 4 gestações entre as mulheres; 3- apenas uma adolescente anêmica com um passado de uma gestação; 4- alto número de pessoas por casa (média de 6 a 7 moradores) habitada na aldeia; 5- falta de saneamento básico; 6- baixo grau de escolaridade, que são fatores predisponentes para a anemia ferropriva encontrada nesta população. Entre as mulheres em idade reprodutiva, as necessidades aumentadas de ferro na gravidez e na lactação estão freqüentemente relacionadas à ocorrência de anemia (FALCÃO & CALADO, 2001; GESTAÇÃO, 2000). As perdas menstruais também têm um papel importante na etiologia da anemia ferropriva (FALCÃO & CALADO,2001). Entre as adolescentes anêmicas Xucuru-Kariri, apenas uma referiu passado de uma única gestação.

Na tribo Xucuru-Kariri, a anemia atinge principalmente as crianças. Na distribuição da amostra por faixa etária na Tabela 6 e Gráfico 1, encontramos uma prevalência bastante elevada na faixa compreendida entre 0 e 2 anos de idade (66,7%), diferença estatisticamente significante (χ^2 8,22 e p=0,016) em relação às outras faixas etárias.

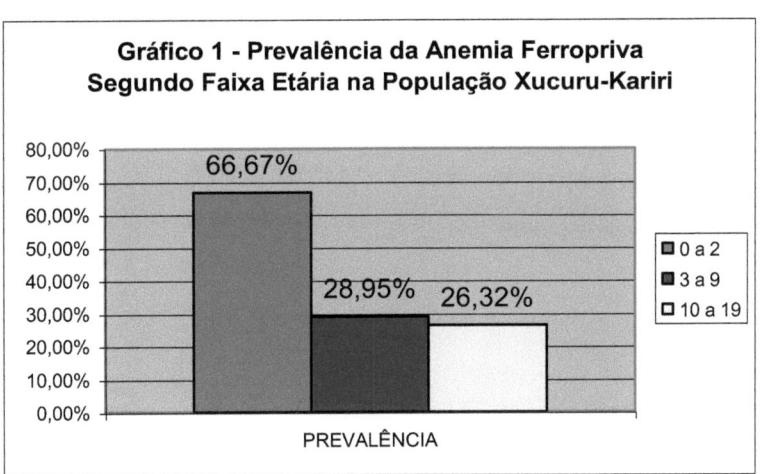

Altas prevalências de anemia foram encontradas nas crianças índias e não-índias, menores de 5 anos, como demonstrado na Tabela 7.

Tabela 7 - Prevalência de anemia entre crianças índias e não índias brasileiras menores de 5 anos

População	Local	Faixa etária	Prevalência
Índios Panará-Kreen-Akarôre (BARUZZI, 2001)	Sul do Pará	6 meses a 5 anos	33%
Índios Suruí (JUNIOR & SANTOS, 1991)	Rondônia	<5 anos	70%
Índios Xavantes (LEITE, 1998)	São José, Volta Grande, Mato Grosso	<2 anos	96,8%
Índios Xucuru-Kariri (BANDEIRA, 2004)	**Fazenda Canto, Palmeira dos Índios, Alagoas**	**0 a 2 anos**	**66,7%**
Não-Índios (ASSIS et al., 1997)	Semi-árido da Bahia	12 a 23 meses	50%
Não-Índios (SIGULEM et al., 1978)	Recife	< 5 anos	43,9%
Não-Índios (SIGULEM et al., 1978)	São Paulo	<5 anos	46,9%
Não-Índios (MELO et al., 2000)	Litoral alagoano Sertão alagoano	6 a 24 meses	22,5% 78%
Não-Índios (FERREIRA et al., 2002)	Favela do "Movimento dos Sem Tetos", MACEIÓ, AL	6 a 60 meses	96,4%

Vários trabalhos (ANGELES et al., 1993; LONNERDAL, 1984; GUERRA & GUERRA, 1997; ASSIS et al., 1997; IRON, 1979; LEUNG & CHAN, 2001; SCHIMITZ et al., 1998; MADS et al., 1998) na literatura mostram que crianças até os 2 anos de idade são mais vulneráveis à anemia, o que pode ser explicado pela maior velocidade de crescimento, pela prevalência de doenças como diarréias, infecções respiratórias nos primeiros anos de vida, pelo desmame precoce e por não haver uma transição gradual do leite materno para a alimentação sólida, o que ocorre mais ou menos de forma abrupta com a introdução de alimentos pobres em ferro (ASSIS et al., 1997; MONTEIRO et al., 2000). Embora não seja possível estabelecer a eventual correlação entre o grau de anemia e a presença de parasitismo por helmintos para cada criança, deve ser considerada a ação espoliadora dos mesmos na condição de anemia da população infantil (JOHNS & LEWIS, 1989; LEITE, 2002; MONTEIRO et al., 2000), ocasionada pela possível má-absorção induzida por estes parasitas e outros mecanismos que incluem a anorexia, atrofia das vilosidades, alterações enzimáticas (diminuição da lactase e peptidases presentes nos vilos), desconjugação dos ácidos biliares (limitando a produção de micelas), competição por nutrientes e aumento das necessidades energéticas (TOMKINS, 1989). Estudo em crianças de 0 a 36 meses em Porto Alegre, RS, concluiu que crianças com dois ou mais irmãos com menos de cinco anos eram um fator determinante de anemia (NEUMAN et al., 2000; SILVA et al., 2001). Na tribo Xucuru-Kariri, encontramos 83,3% das crianças parasitadas, além de elevado número de pessoas por casa (6 a 8 moradores), corroborando com a idéia de que, quando há um número maior de crianças pequenas em uma família, há, conseqüentemente, maior demanda por alimentos, estes nem sempre disponíveis em quantidade e qualidade adequadas para todos. Além disso, em geral, quanto maior o número de irmãos pequenos, menor será a atenção dispensada a cada criança, incluindo os cuidados com alimentação e saúde em geral.

4.3. A Intensidade da Anemia entre as Crianças e Adolescentes da Tribo Xucuru-Kariri

A distribuição média da Hb da população portadora de anemia ferropriva, segundo o sexo, faixa etária e classificação do grau de anemia, encontra-se na Tabela 8. A média de hemoglobina distribui-se de modo diferenciado entre as diferentes faixas etárias. O menor valor médio de Hb (9,5g/dl) e o grau moderado de anemia encontram-se na faixa etária de 0 a 2 anos. A média de hemoglobina não ultrapassa 11,5g/dl para o conjunto de crianças e adolescentes Xucuru-Kariri.

A anemia na sua forma leve (Hb de 10,1 a 10,9 g/dl) e moderada (Hb de 8,4 a 10g/dl) foi a prevalente nesta população, diferindo da população indígena Xavante de São José, Terra Indígena-Sangradouro-Volta Grande (LEITE, 1998), dos pré-escolares do semi-árido da Bahia (ASSIS et al., 1997), onde foi encontrada anemia grave na população infantil. Pesquisa sobre hábitos e práticas alimentares dos Xucuru–Kariri revelaram que esta população faz uso semanalmente ou diariamente de frutas ou sucos de frutas e que come carne bovina. Sabemos que o ácido ascórbico encontrado em frutas cítricas faz parte de um grupo de substâncias redutoras que aumentam a absorção do ferro (MADS, 1998; TAYLOR et al., 1986). A saúde dos povos indígenas está intimamente ligada à questão da demarcação das terras (MACHADO, 2004). O reconhecimento oficial de um território como Terra Indígena (TI) é fator importante para a garantia e manutenção de uma etnia e, conseqüentemente, de sua saúde (MACHADO, 2004). MARQUES et al. (2001) detectaram uma grande quantidade de óbitos por desnutrição nos índios Kaingáng no Rio Grande do Sul, em decorrência de arrendamento das terras para colonos da região, visando restringir o espaço para o plantio de subsistência. A população indígena Xucuru-Kariri tem a posse da terra e em volta de suas casas planta e cria animais. Possivelmente esses fatores protegeram essa população da anemia grave. Estudos mais detalhados são necessários para comprovar nossa hipótese.

Tabela 8 - Média de Hb e grau de anemia, segundo sexo e faixa etária da população indígena de crianças e adolescentes Xucuru-Kariri, portadoras de anemia ferropriva da Fazenda Canto, Palmeira dos Índios, AL. 2003.

Sexo	n	Faixa etária anos	Hb(g/dl)	Grau de anemia
Feminino	3	0—2	9,5	Moderada
	11	3—9	10,6	Leve
	12	10—19	11,4	Leve
Masculino	11	0—2	9,6	Moderada
	11	3—9	11,0	Leve
	8	10--19	11,5	Leve

4.4. O Comportamento dos Índices Hematimétricos (VCM e HCM) entre as Crianças e Adolescentes da Tribo Xucuru-Kariri

Na Tabela 9, encontramos os índices hematimétricos VCM e HCM, com seus desvios-padrão na população de crianças e adolescentes Xucuru-Kariri portadores de anemia ferropriva e da população não-anêmica, nas diversas faixas etárias. Observamos que em qualquer faixa etária e, principalmente na infância, encontramos valores baixos na população não-anêmica, sugerindo a possibilidade de que toda a população de crianças e adolescentes apresente uma ferropenia latente, já que estes índices hematimétricos abaixo dos valores da normalidade classificam a anemia como hipocrômica, microcítica e o exemplo mais típico e prevalente em todo o mundo deste tipo de anemia é a ferropriva (DEMAYER,1989; GESTACAO, 2000). Este achado merece melhores estudos.

Tabela 9 - Médias, desvios-padrão do HCM(pg), VHC(fl), segundo faixa etária nas populações portadoras de anemia ferropriva e não-anêmicas da tribo Xucuru-Kariri, Fazenda Canto, Palmeira dos Índios-AL, em 2003

Faixa etária	Anêmicos			Não-anêmicos		
	amostra	HCM(pg) Média--DP	VHC(fl) Média-DP	amostra	VHC(fl) Média-DP	HCM Média-DP
0—2	14	21,69±2,70	68,74±5,62	7	72,62±3,40	23,57±1,60
3—9	22	23,49±1,55	73,73±4,30	49	77,67±4,74	25,27±2,40
10—19	20	24,28±0,93	77,50±2,50	48	80,90±4,67	25,94±1,96

Ainda na Tabela 9, observando a distribuição segundo faixa etária dos grupos portadores de anemia ferropriva, verificamos que o HCM e o VCM aumentam com a idade, enquanto seu desvio-padrão diminui, existindo uma diferença significante, segundo as faixas etárias, empregando o teste de Kruskal Wallis (p=0,001 e p=0,007, respectivamente), onde a faixa etária de 0 a 2 anos apresenta o valor mais baixo de HCM (21,69pg) e VHC(68,74fl). VHC e HCM apresentam valores mais baixos na infância (CALCADO et AL.,1997). O VHC e a contagem de reticulócitos são critérios tradicionais e principais para a classificação das anemias(classificação morfológica e fisiopatológica, respectivamente)(ARTAZA et al., 1999). Os valores mais baixos encontrados na faixa etária de 0 a 2 anos dos índios Xucuru-Kariri mostram mais uma vez a magnitude do problema. Pois, independentemente das causas que determinam o estado anêmico ocorre nessa faixa etária o período de crescimento cerebral e aumento da susceptibilidade aos efeitos adversos da deficiência de ferro ao desenvolvimento cognitivo e motor (POLLIT et al., 1986; WALTER et al., 1989; EDEN & MIR, 1997).

A magnitude da prevalência de anemia na tribo indígena Xucuru-Kariri (Fazenda Canto - Palmeira dos Índios - AL) e a intensidade de seus agravos evidenciam a importância do problema na comunidade, e demonstram de forma inequívoca a necessidade de se implantarem medidas de controle de anemia nesta população. Por outro lado, ainda que os resultados desse estudo não sejam extrapoláveis para o conjunto das populações indígenas brasileiras ou mesmo para os demais subgrupos Xucuru-Kariri, eles chamam a atenção, enfim, para a dimensão do problema entre estas populações.

5. CONCLUSÕES

1. A prevalência de anemia ferropriva é elevada nas crianças e adolescentes Xucuru-Kariri(32.4%), residentes na Fazenda Canto - Palmeira dos Índios - AL, representando 81,2% de todas as anemias diagnosticadas.

2. A anemia ferropriva foi mais prevalente no grupo de 0-2 anos(66,7%), seguido pelo grupo de 3 a 9 anos (28,9%) e adolescentes (26,3%).

3. A anemia ferropriva entre as crianças e adolescentes da tribo indígena Xucuru–Kariri não apresenta diferenças estatísticas significantes entre os sexos.

4. A anemia encontrada entre as crianças e adolescentes da tribo Xucuru-Kariri mostrou-se de grau leve ou moderado, tendo a faixa etária de 0 a 2 anos apresentado os níveis mais baixos de hemoglobina.

5. O comportamento dos índices hematimétricos VCM e HCM sugerem a presença de uma ferropenia latente na população não anêmica.

6. As constatações assinaladas neste estudo apontam para uma situação altamente desvantajosa das crianças e adolescentes da tribo Xucuru-Kariri, residendes na Fazenda Canto - Palmeira dos Indios - AL, em termos de condições de vida, e que se reflete notoriamente nos níveis de hemoglobina dos menores de dois anos de idade.

REFERÊNCIAS BIBLIOGRÁFICAS

AISEN P.; WESSLING; RESNICK M.; LEIBOLD, E.A. Iron metabolism. **Curs Opin Chem Biol., 3**:200-6, 1999.

ALMEIDA, L.S.; GALINDO, M.; SILVA, E. - **Índios do Nordeste: Temas e problemas.** Maceió, EDUFAL, 1999.314pp.

ALMEIDA, L.S. GALINDO, M. - **Índio do Nordeste: Temas e problemas 3.** Maceió, EDUFAL, 2002. 271pp.

ALMEIDA, L.S. - Preliminares sobre a demografia da Fazenda Canto. Índios do Nordeste: 2. Relatório final da FAPEAL, 2003.

ANDREW, N.C. - Disordens of Iron Metabolism, **New England Journal Medical, 341**:1986, 1999.

ANGELES, I.T.; SCHULTING, W.J.; MATULESSI, P.; GROSS, R.; SASTROAMIDJOJO, S. - Decreased rate of Stunting Among anemic Indonesian pre-scholl children through iron supplementation. **Am. J. Clin. Nutr., 58**:339-42, 1993.

ARTAZA, J.R.; CARBIA, C.D.;. CEBALLO, M.F.; DIAZ, N.B. - Índices de Distribución de Glóbulos Rojos (RDW): Su Aplicación en la Caracterización de Anemias Microcíticas e Hipocrómicas. **MEDICINA.** (Buenos Aires), **59**:17-22. 1999.

ASSIS, A.M.; SANTOS, L.M.P.; MARTINS, M.C.; ARAÚJO, M.P.N.; AMORIM, D.Q.; MORRIS, S.S. & BARRETO, M.L. - Distribuição da anemia em pré-escolares do semi-árido da Bahia. **Cad. Saúde Pública, 13**: 237-243. 1997.

BARUZZI, R.G.; BARROS, V.L.; RODRIGUES, D.; SOUZA, A.L.M.; PAGLIARO, H. - Saúde e doença em Índios Panará (Kreen-Akarôre) após vinte cinco anos de contato com o mundo, com ênfase na ocorrência da tuberculose (Brasil – Central). **Cad. Saúde Pública, 17**:(2)407-412, 2001.

BOTHWEL,T.H. & FINCH, C.A. - **Iron metabolism**. Boston: Litte Brown, 1962.

BRASIL. Ministério da Saúde. Fundação Nacional de Saúde. - **Política Nacional de Atenção à Saúde dos Povos Indígenas.** Brasília. 2000. p.123.

BRASIL. Ministério da Saúde. Fundação Nacional de Saúde. - **Relatório Anual de Saúde Indígena.** Boa Vista, 1998(Coordenação Regional de Roraima).

BRUNKEN, G.S. & SZARFARC, S.C. - Ferro: Metabolismo, Excesso, Toxicidade e Recomendações. **Caderno de Nutrição, 18**:23-34, 1999.

CALADO, R.T.; ALBERTO, F.L.; FALCÃO, R.P. - Metabolismo do Ferro. In: ZAGO, M.A.; FALCÃO, R.P.; PASQUINI, R. EDITORES. **Hematologia: Fundamentos e Práticas.** São Paulo. Atheneu, 2001. p.213-221.

CALÇADO, A.; SANTALUCIA, G.M.; CARVALHO, O. - Valores Normais em Pediatria. In: CARVALHO, O. **Manual de Pediatria.** Rio de Janeiro, Guanabara Koogan S.A., 1997.

CARDOSO, M.A; FERREIRA, M.V.; CAMARGO, L.M.A and SZARFARC, S.C. - Anemia, iron deficiency and malaria in a rural community in Brasilian Amazon. **European Journal of Clinical Nutrition.** 48:326-332. 1994.

CARNEIRO, J.D.A. - **Métodos de investigação laboratorial nos distúrbios do metabolismo do ferro.** Simpósio Internacional sobre Anemia. Fundação Pró-Sangue. S. Paulo, set 97. Resumo.

COMMITTEE ON IRON DEFICIENCY OF THE AMA COUNCIL ON FOODS AND NUTRITION. - Iron deficiency in the United States. **JAMA, 203**:407, 1968.

DEMAYER, E.M. - **Iron deficiency anemia pleventing and controlling through primary health.** Ginebra, World Health Organization, 1989. p.8-10.

ECHEVARRÍA, J.M.; LEÓN, P. Epidemiology of Viruses Causing Chronic Hepatites Among Populations from the Amazon Basin and Related Ecosystems. **Cad. Saúde Publica, 19,**(6): .2003.

EDEN, A.N.; MIR, M.A. Iron deficiency in 1-to 3-year-old children. **Arch. Pediatr. Adolesc. Med.,** **151**: 986-988, 1997.

FAIRBANKS, U.F.; BEUTLLER, E. - Iron metabolism. In: BEUTLERE, LCHTMAN M.A.; COLLER, B.S.; KIPPS, T.J.; editores. **Williams Hematology.** 6 ed. Nova York, MCGRAW, 2001. p.369-457.

FALCÃO, R.P.; CALADO, R.T. - Anemia Ferropriva. In: ZAGO, M.A.; FALCÃO, R.P.; PASQUINI, R.; editores. **Hematologia Fundamentos e Prática.** S. Paulo: Atheneu, 2001. p. 225.

FERREIRA, H.S.; ASSUNÇÃO, M.L.; VASCONCELOS, V.S.; MELO, F.P.; OLIVEIRA, C.G. SANTOS, T.O. - Saúde de populações marginalizadas: desnutrição, anemia e enteroparasitoses em crianças de uma favela do "Movimento dos Sem-Teto", Maceió, Alagoas. **Rev .Bras. Saúde Matern. Infant., 2**:1-12, 2002.

FINCH, C.A. - Regulactors of iron balance in humans. **Blood., 84**:1697, 1994.

GARCIA, L.Y.C. - Situação Atual da carência e do excesso de ferro no mundo. In: SIMPÓSIO INTERNACIONAL SOBRE ANEMIAS, São Paulo, 1997. **Resumo**. São Paulo, 1997. p.38.

GARNELO, L.; SAMPAIO, S. Bases socioculturais do controle social em saúde indígena. Problemas e questões na Região Norte do Brasil. **Cad. Saúde Pública**, **19**:1-9, 2003.

GESTAÇÃO DE ALTO RISCO. - **Manual Técnico**. Anemias, 105-107, Ministério da Saúde, Brasília,4 edição,2000.

GUERRA, C.C.C.; GUERRA, J.C.C. Anemias carenciais. **Rev. Bras. Med.. 53**. Nº3, Março 1997.

GUGELMI, S.A. - Nutrição e alocação de tempo dos Xavantes de Pimentel Barbosa, Mato Grosso: Um estudo em ecologia humana e mudança. Rio de Janeiro. 1995(Tese de Mestrado - Escola Nacional de Saúde Pública, Fundação Oswaldo Cruz).

HAUEANI, F.I.; MEYER, A.; ÒBRIEN R. - Production of transferrin by the macrophage. **J. Reticuloendothel. Soc., 14**:309-16, 1973.

HOKERBERG, Y.H.M.; DUCHIADE, C.B.; BARCELLOS, C. - Organização e qualidade da assistência à saúde dos índios Kaingáng do Rio Grande do Sul, Brasil. **Cad. Saúde Pública, 17**:1-17, 2001.

Iron deficiency in infancy and childhood. - **A report of the International Nutritional. Anemia Consultatine**. Group. New York: The Nutrition Foundation, 1979.

JOHNS, W.L. & LEWIS, S.M. - Primary health screening by hemoglobinometry in a tropical community. **Bulletin of the World Health Organization**, **67**:627-633, 1989.

JUNIOR, C.L.A.; SANTOS, R.V. - Avaliação do estado nutricional num contexto de mudança socioeconômica: o grupo indígena Suruí do Estado de Rondônia, Brasil. **Cad. Saúde Pública, 7**(4): 538-562, 1991.

LAYRISSE, M. & TORRES, C.M. - Absorción del hierro a partir de los alimentos. **Led., 2**:5-22, 1983.

LÉBRON, J.A.; BERMNETT, M.J.; VARRGHN, D.E.; CHIRINO, A.J. SNOW, P.M.; MINTIER, G.A.; FEDER, J.N.; BJORKMAN, P.J. - Crystal structure of the hemochromatosis protein HFE and characterization of its interaction withe transferrin receptor. **Cell, 93**:11-23, 1998.

LEE, G.R. - Iron deficiency and iron-deficiency anemia. In: LEE, G.R.; LUKENS, J.; GREER, J.P.; FOERSTER, J.; PARASKEVAS, F.; RODGERS, G.M. editors **Wintrobes Clinical Hematology**, 10th. Edition. Baltimore. Willians e Wilkins, 1999. p.979-1004.

LEITE, M.S. - Avaliação do estado nutricional da população Xavante de São José, terra Indígena Sangradouro- Volta Grande, Mato Grosso. Dissertação de Mestrado. Rio de Janeiro, 1998.(Tese de mestrado - Escola Nacional de Saúde Pública, Fundação Oswaldo Cruz).

LEITE, M.S.; SILVA, J.P.; COIMBRA, C.E.A.; SANTOS, R.V. - Anemia e Parasitismo Intestinal em uma população indígena do Brasil Central: Os Xavantes de Sangradouro-Volta Grande, Mato Grosso. **Revista Brasileira de Epidemiologia**, março 2002, Curitiba, PR.

LEUNG, A.K.C; CHAN, K.W. - **Iron deficiency anemia advances in pediatrics.** Vol. 48, 2001, Moshy, Inc.

LOBATO, M. - O problema vital. In: _____ **Obras completas de Monteiro Lobato.** São Paulo, Brasiliense, 1957. p.253-71.

LONNERDAL, B. - Iron in breast milk. In: IRON NUTRITION IN INFANCY AND CHILDHOOD, New York, 1984. **Workshop.** New York, 1984. p.95-118.

LONNERDAL, B. Dietary factors affecting trace element absorption in infants. **Acta Pediatric. Scand.** (suppl351): 109-13, 1989.

LOZOFF, B.; JIMINEZ, E.; WOLF, A.B. - Long term developmental autcome of infants with iron deficiency. **N. Engl. J. Med.,** **325**:687-94, 1991.

MACHADO, X. - A terra é nossa vida. **Rads., 22**:8-11, 2004.

MADS, D.M. et al. The influence of meat on nonheme iron absortion in infants. **Pediatric Research., 43** (suppl.6), 1998.

MELO, M.C.M.; COSTA, P.J.M.S.; SANTANA, M.M.; LEIRIAS, T.X. - **Prevalência de anemia em crianças de 6 a 24 meses da Zona Rural e Urbana de Quatro Município de Alagoas,** 2000.

MONTEIRO, R.A.; SZARFARC, S.C.; MONDINA, L. - Tendência Secular da Anemia na Infância na Cidade de São Paulo(1984-1996). **Rev. Saúde Pública, 34**(6 Supl): 62-72. 2000.

MORA, J.O.; MORA L.M. - Deficiências de micronutrientes en América Latina y el Caribe: Anemia Ferropriva. In: ORGANIZACIÓN PANAMERICANA DE LA SALUD, Washington, 1997.

MOREIRA, M.G. - Hemograma Convencional. Hemograma Automatizado: Abreviaturas, Expressões de Resultados e Valores de Referência. **Laboratório Central (LACEN),** Maceió, AL, 2002.

56

MORGAN, E.M. Studies of the mechanism of iron release from transferrin. **Biochem Acta.**, **580**:312-26, 1976.

NEUMAN, N.A.; TANAKA, O.Y.; SZARFARC, S.C. et al. - Prevalência e fatores de risco para anemia no Sul do Brasil, **Rev. Saúde Pública**; **34**(1): 56-63, 2000.

OCTANE, J.N, SCHINEIDER, Y.L; CRICHTON, R.R.; TROOET, A. - Transferrin and iron uptake by isolated rat eritroblasts. **Febs lett 137**:119-23, 1982.

ORGANIZACIÓN MUNDIAL DE LA SALUD. - Lucha contra la anemia nutritional, especialmente contra la carencia de hierro. Ginebra, **OMS**, 1971. (Série de informes técnicos, 580).

ORGANIZACIÓN MUNDIAL DE LA SALUD. - National Strategies for overcoming Micronutrient Malnutrition: Exccentime Board. Geneva, **WHO**, 1991, p.44 (WHO offset Puplication, 58).

ORGANIZACIÓN MUNDIAL DE LA SALUD - Anemia Nutriciones: Informe de um grupo científico. Ginebra, **OMS**, 1968. (Série de Informes Técnicos, 405).

PASSOS, L.N.M. - Sideropenia sem anemia em doadores de sangue do Hemocentro do Amazonas (HEMOAM). São Paulo, 2003. (Tese-Mestrado-Escola Paulista de Medicina).

POLLIT, E.; SACO, P.C.; LEIBEL, R.L.; VITEI, F.E. - Iron deficiency and behavioral development in infants and pre-scholl children. **Am. J. Clin. Nut.**, 43:555-65,1986.

PONKA, P.; BEUMONT, C.; RICHARDSON, D.R. - Function and regulation of transferrin and ferritin. **Seminars in Hematology**, **35**:35-36, 1998.

REIDEL, H.D.; RENUS, A.G.; FITCHER, B.A.; STREMMEL, W. - Caracterization and partial purification of a ferrinreductase from human duodenal microvillus membranes. **Biochem.**, **309**:745, 1995.

SANTOS, C.D.; SANTOS, L.; FIGUEIROA, M.P.; NATAL, J. et al. - Anemia em escolares da primeira série do ensino fundamental da rede pública de Maceió, Alagoas, Brasil. **C. de S. Pública**, **18**:1-9, 2002.

SANTOS, L.A.C.O. - Pensamento sanitarista na Primeira República: uma ideologia da construção da nacionalidade. **Revista Dados**, **28**:242-50, 1985.

SANTOS, R.V.; ESCOBAR, A.L. Saúde dos povos indígenas no Brasil: perspectivas atuais. **Cad. Saúde Pública**, **17**:1-4, 2001.

SANTOS, Y.F.C.; LEITE, W.T.; VILELA, R.Q.B. - O Cotidiano dos índios Xucuru-Kariri: Estudo da prevalência e de determinantes da anemia ferropriva. **Rel. final do PIBIC-UFAL**, 2003.

SCHIMITZ, B.A.S.; PICANÇO, M.R.; AQUINO, K.K.N.; BASTOS, J.; GIORGINI E.; CARDOSO, R.; BRAÇA J.A.P.; FISBE, R.G.M. - Prevalência de desnutrição e anemia em pré-escolares de Brasília – Brasil. **Pediatria Moderna, 34** (suppl.4) : p.155-164, 1998.

SESHADRI S.; GOPALDAS T. Impact of iron supplementation on cognitive function in pre-school and school-aged children: The indian experience. **American Journal of Clinical Nutrition, 50**: 675-86, 1986.

SIGULEM, D.M.; TUDISCO, E.S.; GOLDENBERG, P.; ATHAÍDE, M.M.M.; VAISMAN, E. - Anemia ferropriva e deficiência de ferro em crianças do Município de São Paulo. **Rev. Saúde Pública, 12:**168-78,1978.

SILVA, D.G. et al. - Anemia ferropriva em crianças de 6 a 12 meses atendidas na rede pública de saúde do Município de Viçosa, Minas Gerais. **Rev. Nut.** vol 15. n 3. Campinas, set. 2002.

SILVA, L.S.T.; GIUGLIANE, E.R.J.; RANGEL, D.; AERTS, G.C. - Prevalência e determinantes de anemia em crianças de Porto Alegre, RS, Brasil. **Rev. Saúde Pública, 35**(1): 66/73, 2001.

TAREN, D.L.; SANJUR, D.; RIVERA, G; CROMPTON, D.W.T; NESHEIM, M; COX, J.T; WILLIAMSON, E.C.M. - **The nutritional status of Guaymi indians living in Chinigui province, Republic of Panamá.** Archivos Latinoamericanos de Nutrición. Vol. 42, nº 2, 1992.

TAYLOR, P.G.; MARTINEZ, Torres C.; ROMANO, E.L.; LAYRISSE, M. - The effected of cisteine contanning peptides released during meat digestion an iron absorption in humans. **Am. J. Chin. Nutr., 43:**68-71, 1986.

THOR BECKE, G.J.; LIEM, H.H.; KNIGHTS COX, K.; MULLER EBERHARD, U. - Sites of formation of serum proteins transferrin and hemopexin. **J. Clin. Invest., 52:**725-31, 1973.

TOMKINS, A. - Parasitas intestinais. In: WALKER, J.A.A.; MCNEISH, A.S. **Diarréia e desnutrição na infância.** Rio de Janeiro. Revinter, 1989. p.71-90.

VANNUCCHI, H; FREITAS, M.L.S.; SZARFARC, S.C. - Prevalência de anemias nutricionais no Brasil. **Caderno de Nutrição; 4:** 7-26, 1992.

VILELA, R.Q.B.; SILVA, C.M.F. - Marcadores sorológicos das hepatites virais B e C, em povos indígenas alagoanos Karapotó e Kariri-Xocó. In: ALMEIDA, L.S.; GALINDO, M. ELIAS, Júlio. **Índios do Nordeste: Temas e problemas 2.** Maceió. EDUFAL,2000. p. 358.

VULPE, C.D.; KUO, X.M.; MURPHY, T.I.; COWLEY, L.; ASKWITH, C.; LIBINA, N. et al. - Hephaestin, a ceruloplasmin homologe implicated in intestinal iron transport, is defectine in the sla mouse. **Nat. Genet., 24**:195-9, 1999.

WAHEED, A.; PARKKILA, S.; SAARNIO, J.; FLEMING, R.E.; ZHOU XY, TOMATSUS. et al. - Association of HFE protein with transferrin receptor in crypt enterocytes of human duodenum. **Proc. Natl. Acad. Sci. USA., 21**:1579-84, 1999.

WALTER T. - Deficiência de ferro no lactente e na criança. Anais Nestlé, 52, 1996.

WALTER, T.; DE ANDRACA, PERALES C.C. - Iron deficiency anemia: adverse effects on infant psychomotor development. **Pediatrics, 84**:7–17, 1989.

WINTROBE, M.M. - Blood of normal man and women. **Bull Johns Hopkins Hosp**; **53**:118-240, 1933.

ZAGO, M.A. - O paciente com anemia. In: ZAGO, M.A; FALCÃO, R.P.; PASQUINI, R. **Hematologia. Fundamentos e Prática.** São Paulo, Atheneu, 2001. p.103-113.

ANEXOS

AUTORIZAÇÃO PARA REALIZAÇÃO DE EXAME CLÍNICO E LABORATORIAL
COMO PARTE DE ESTUDO EPIDEMIOLÓGICO SOBRE A PREVALENCIA DE
ANEMIA FERROPRIVA ENTRE O POVO XUCURU-KARIRI

Srs Integrantes da Tribo Xucuru-Kariri:

Sua tribo foi escolhida para participar de um estudo epidemiológico sobre a prevalência de anemia ferropriva. Esta é resultante de uma alimentação pobre em ferro e pode causa problemas de saúde no indivíduo e, principalmente na criança, como: dificuldade de aprendizagem, perda de apetite, facilidade para adquirir infecções, raciocínio lento e dificuldade de concentração, entre outras. Nosso interesse é saber se os senhores têm anemia através de avaliação clínica e laboratorial e iniciar o tratamento caso se confirme o quadro.

Para isso necessitamos da sua autorização abaixo, por escrito, para que possamos realizar exame médico e coletar uma pequena amostra de sangue para a confirmação diagnóstica e tratamento, gratuitamente.

Nome: _____

Assinatura: _____

Data: ____/____/_____

Nome:

Registro da família:

Sexo:

Idade:

Gestante: Sim (   )   Não (   )

Nº Gestações anteriores:

Uso de Sulfato Ferroso: Sim (   )   Não (   )

PRÉ-TRATAMENTO	PÓS-TRATAMENTO
Valor 　Hb = 　VCM = 　HCM = Data:	Valor 　Hb = 　VCM = 　HCM = Data:

Selecionado para amostra: Sim (   ) Não (   )

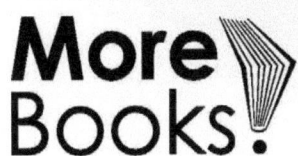
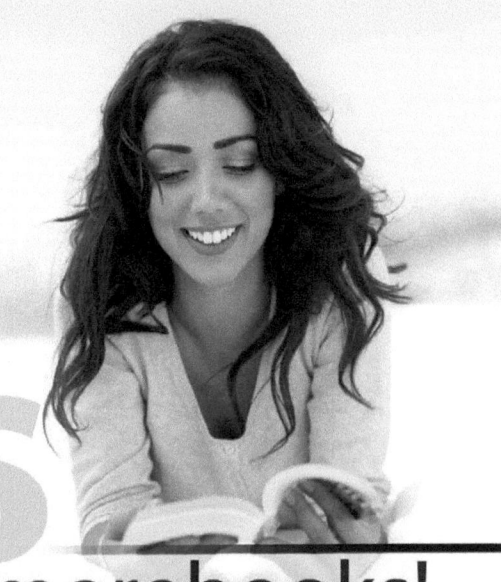
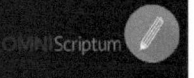

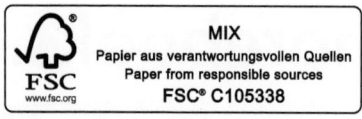